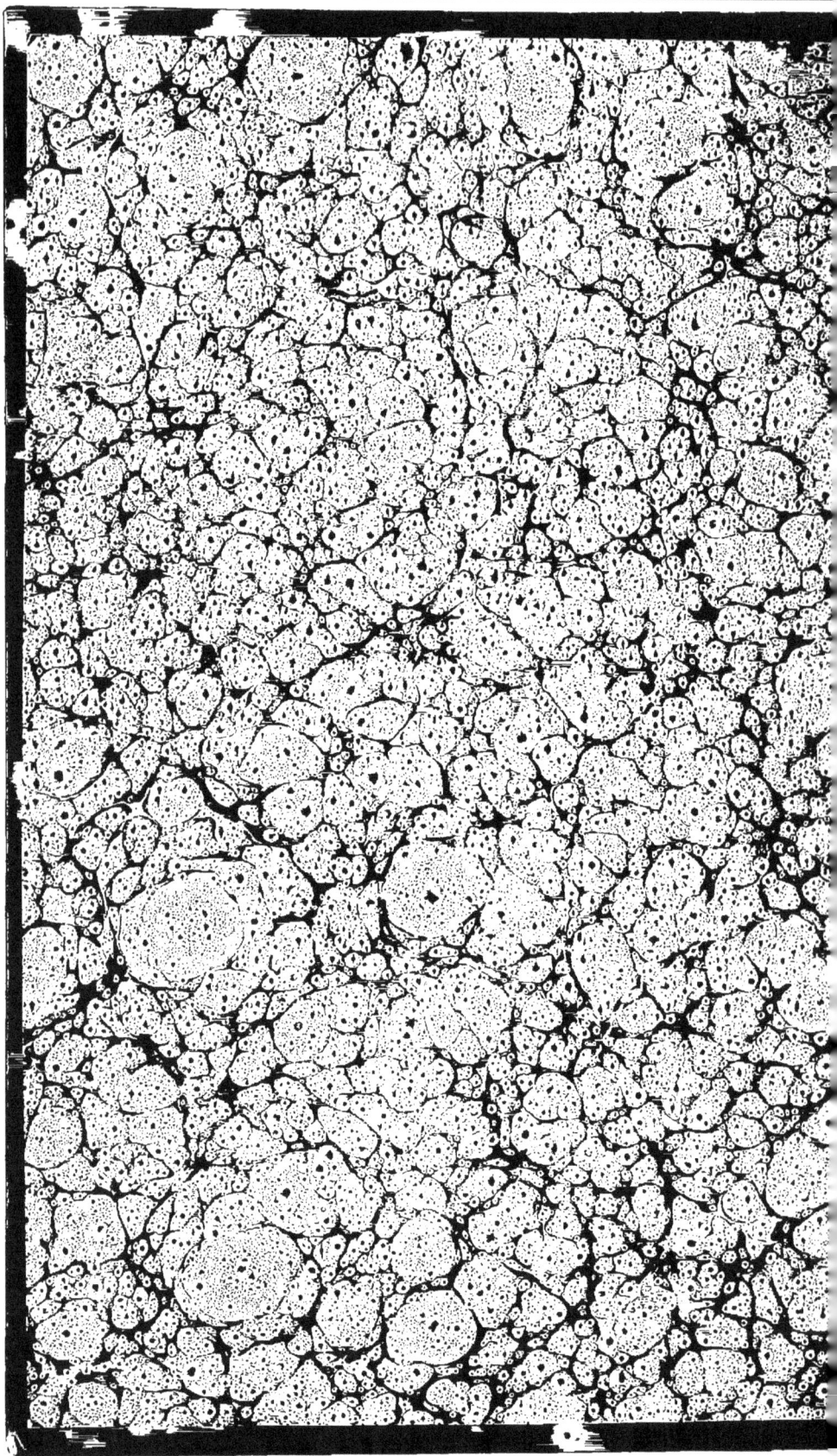

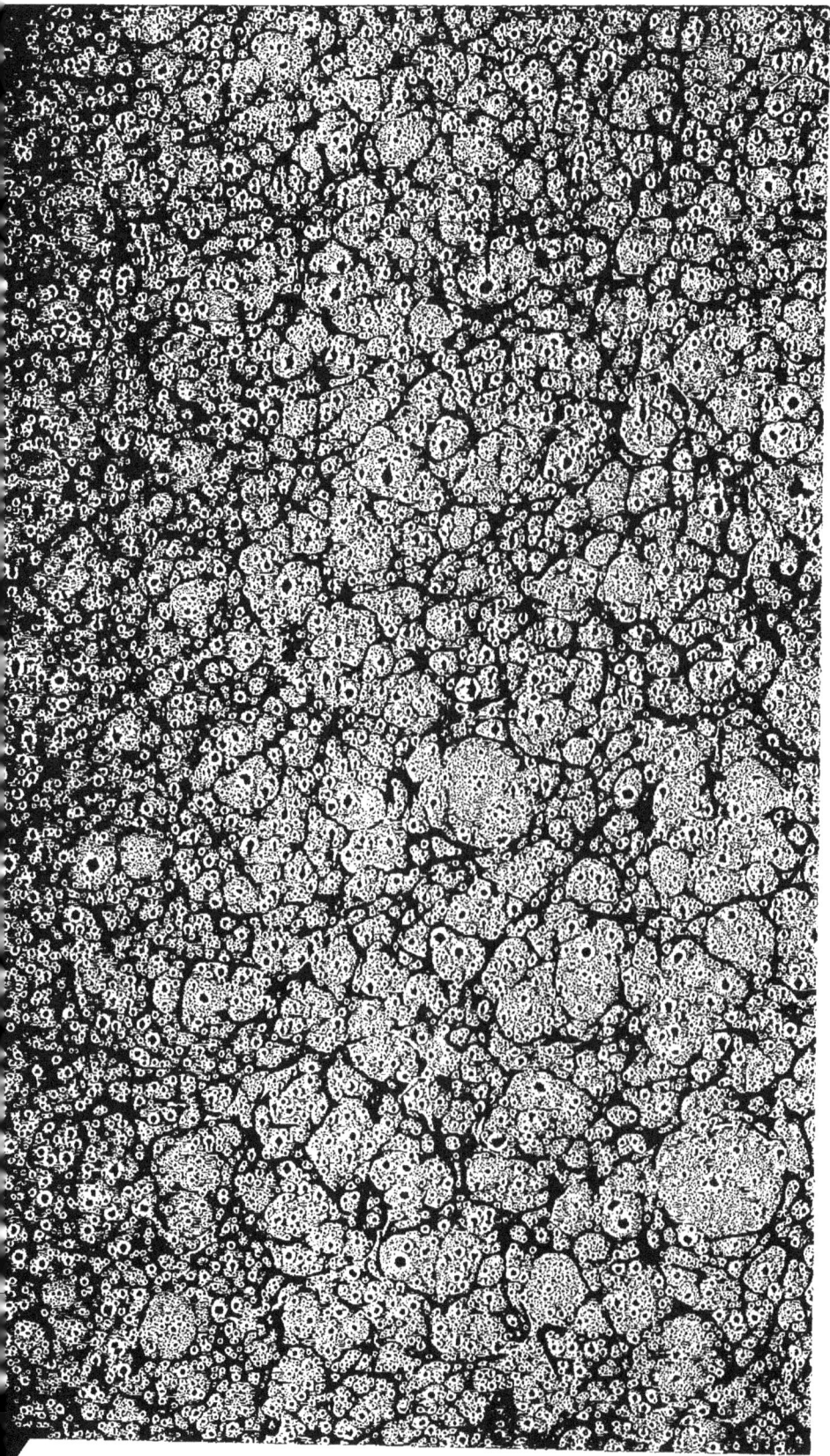

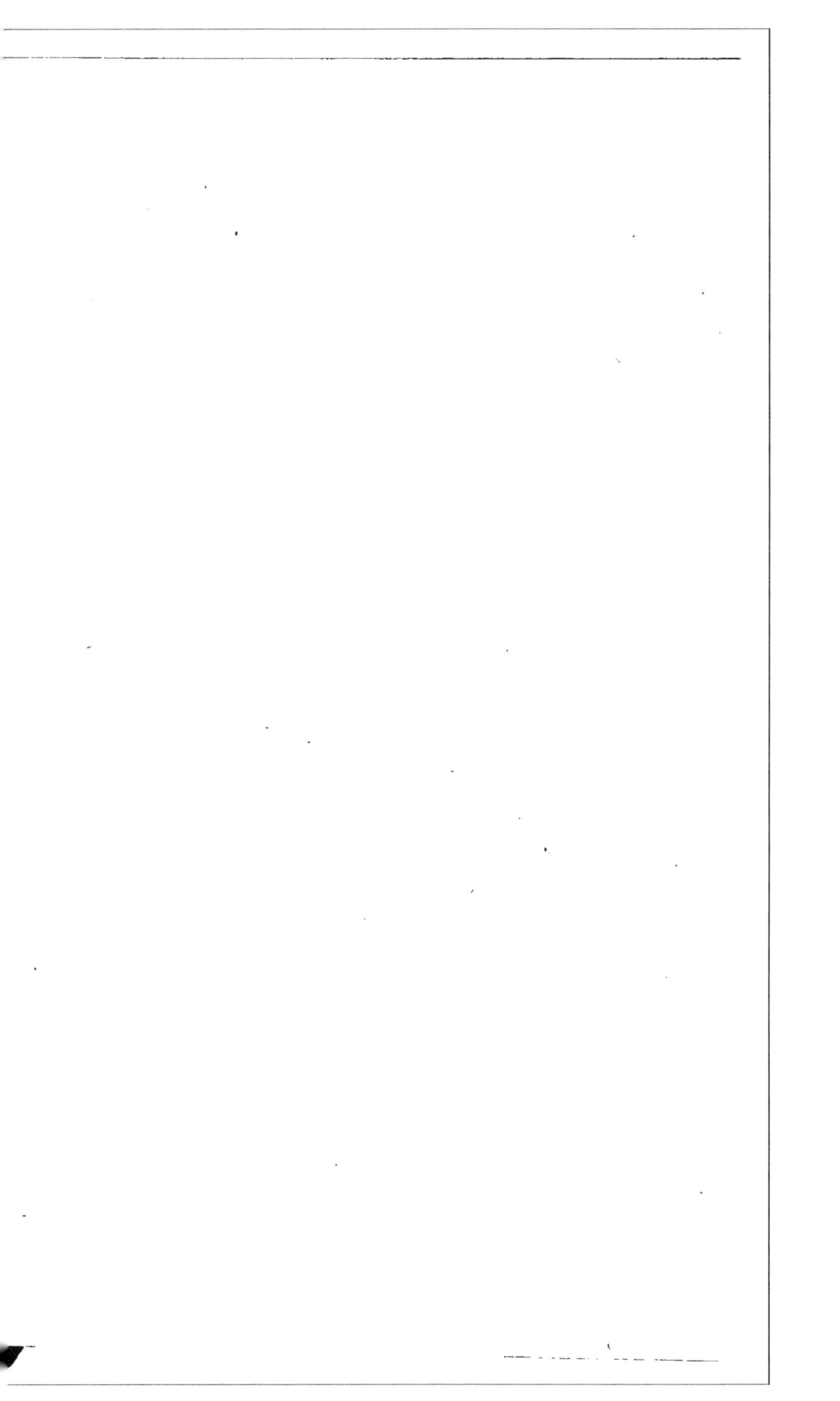

Tb 37 8

T. 3310.
Hr.

RECHERCHES

EXPÉRIMENTALES

SUR LES CAUSES

DU MOUVEMENT DU SANG

DANS LES VEINES.

DE L'IMPRIMERIE DE DIDOT LE JEUNE,

IMPRIMEUR DE LA FACULTÉ DE MÉDECINE,

RUE DES MAÇONS-SORBONNE, n° 13.

RECHERCHES

EXPÉRIMENTALES

SUR LES CAUSES

DU

MOUVEMENT DU SANG

DANS LES VEINES;

Mémoire lu à l'académie des sciences le 8 juin 1825,

PAR DAVID BARRY, M. D.,

Chevalier de l'ordre de la Tour et de l'Épée, Membre du collége royal des médecins de Londres, ex-premier Chirurgien de l'armée portugaise, Chirurgien de l'état-major des armées de S. M. Britannique, etc.

AVEC LE RAPPORT

DE M. LE BARON CUVIER ET DE M. LE PROFESSEUR DUMÉRIL,

COMMISSAIRES DE L'INSTITUT DE FRANCE.

Nulla enim est scientia, quæ non ex præexistente cognitione oritur, nullaque certa et plene cognita notitia, quæ non ex sensu originem duxit.

(Harvey, de Circ. sang.)

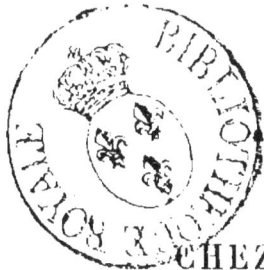

A PARIS,

CHEZ CREVOT, LIBRAIRE,

RUE DE L'ÉCOLE DE MÉDECINE, N° 3;

ET CHEZ L'AUTEUR, RUE DE LA PAIX, N° 12 BIS.

1825.

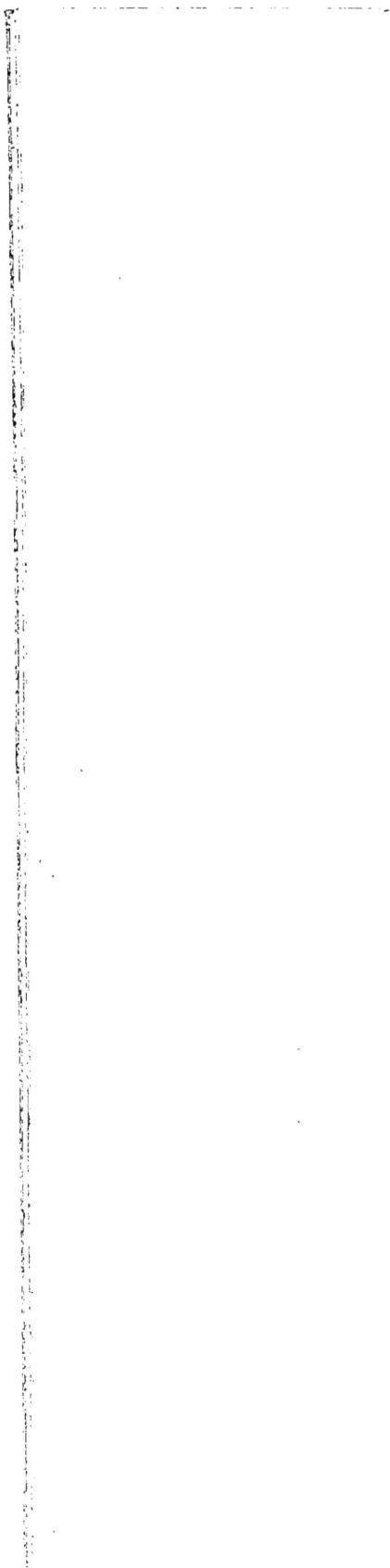

AVANT-PROPOS.

Dans un mémoire destiné à être lu devant une société savante, il faut surtout être court. On ne trouve de place que pour les faits, et toute érudition y serait déplacée; c'est pourquoi j'ai évité soigneusement toute citation ou discussion polémique.

L'esprit et les connaissances de mes lecteurs devront suppléer à ce que je n'ai pu dire. Je dois de plus réclamer toute leur indulgence particulièrement pour le style, ma qualité d'étranger me donnant quelques droits à cet égard. Au reste, j'ai éprouvé qu'on peut se reposer sur la bienveillance des Français, au milieu desquels j'ai trouvé la protection la plus généreuse de la part des hommes marquans dans la science. Il y aurait de l'ingratitude de ma part à ne pas leur en témoigner publiquement ma reconnaissance.

M. Laennec, le premier à qui je communiquai les résultats de mes recherches, les accueillit avec une bonté et une indulgence dont son aimable caractère me donnait la garantie. Deux fois il m'a procuré les moyens de répéter toutes mes expériences à l'École de médecine; et, ce qui était encore plus précieux pour moi, il m'a aidé de son érudition étendue et de ses profondes connaissances en physiologie.

J'ai obtenu la même faveur de M. Duméril, professeur de physiologie, qui de plus a généreusement mis à ma disposition sa riche bibliothèque, et a poussé la bonté jusqu'à chercher lui-même les ouvrages dans lesquels je pouvais trouver le plus d'instruction sur l'objet de mes recherches.

M. Le baron Cuvier, non content d'honorer mes expériences de sa présence à l'école de médecine, m'a procuré tout ce qui m'était nécessaire pour les répéter devant lui au Jardin du Roi, et m'a recommandé aux attentions de M. Girard, directeur de l'école vétérinaire d'Alfort.

Dans cet établissement admirable, j'ai trouvé, pour poursuivre mes recherches, des ressources que je n'aurais pu espérer de trouver ailleurs.

Non-seulement j'ai les plus grandes obligations à M. Girard pour l'accueil flatteur qu'il m'a fait et les attentions dont il m'a comblé, mais je suis encore redevable à ses profondes connaissances en anatomie vétérinaire d'une meilleure méthode pour pénétrer dans la cavité du péricarde du cheval. Enfin, pour reconnaître toutes les attentions et les politesses dont j'ai été honoré de la part des savans de Paris, il faudrait citer ici non-seulement tous les noms des personnes auxquelles se rapportent quelques circonstances de ce mémoire, mais encore beaucoup d'autres.

Toute opinion personnelle a paru, chez les savans français, faire place aux nobles sentimens
qui doivent animer les esprits zélés pour l'avan-
cement de la science

RECHERCHES

EXPÉRIMENTALES

SUR LES CAUSES

DU MOUVEMENT DU SANG

DANS LES VEINES.

OBJET DU MÉMOIRE.

Mon objet dans ce mémoire est de démontrer par des preuves tirées de la structure anatomique des animaux et par des expériences directes :

1° La puissance par laquelle le sang est poussé depuis l'origine des veines jusqu'au cœur ;

2° La vitesse comparative avec laquelle le sang se meut dans les veines et dans les artères ;

3° Que l'abord continuel du sang au cœur ne peut être rapporté uniquement aux causes auxquelles il a été jusqu'à présent attribué.

Quels sont les faits rigoureusement prouvés jusqu'à présent relativement à la circulation du sang ?

Nous devons à la sagacité de Harvey la connaissance de ce fait incontestable : que le sang, dans l'animal vivant, passe perpétuellement des ventricules dans les artères, et des extrémités de celles-ci dans les veines, par lesquelles il revient au cœur pour y recevoir une nouvelle impulsion.

Harvey, n'ayant pu découvrir ni par la dissection, ni par la voie de l'expérimentation, aucune autre puissance que celle du cœur qui parût avoir une influence active et constante sur la circulation, attribuait au cœur seul la fonction de pousser le sang dans la totalité de son cours.

Les raisonnemens et les expériences qu'il apportait à l'appui de sa doctrine prouvent parfaitement que le courant circulatoire suit exactement la direction que ce savant a indiquée, mais assurément ils ne démontrent pas rigoureusement que le cœur soit la seule puissance impulsive.

Les physiologistes modernes n'ont presque rien fait pour constater ou la vérité ou l'erreur de cette assertion. Ils ont seulement admis quelques puissances accessoires pour servir à l'impulsion du sang. Telles sont:

1° Les artères, soit qu'on considère leur action comme due aux fibres musculaires qu'on a supposées exister dans leur structure, ou comme étant simplement le résultat de la force élastique de leurs parois.

2° La contraction insensible des vaisseaux

capillaires, supposée indépendante de celle du cœur.

3° L'action des veines elles-mêmes sur leur contenu.

4° La pression des muscles du mouvement volontaire et involontaire.

De ces forces supposées, les unes sont peu susceptibles d'être démontrées par des expériences directes; les autres doivent nécessairement être peu régulières et fort intermittentes dans leur action, et elles ont été présentées à l'appui de théories si contradictoires, que la somme de probabilités contre l'exactitude de ces opinions est *à priori* presque aussi forte que celle qui peut exister en leur faveur.

La supposition que le cœur est doué de la faculté de dilater ses cavités avec une force égale à celle qu'il met à se contracter, et qu'il peut agir alternativement comme une pompe aspirante et foulante, quoique adoptée par quelques physiologistes vivans, ne trouve cependant que peu d'appui, soit dans l'anatomie, soit dans les recherches expérimentales. Harvey ne l'a pas trouvée digne d'une réfutation sérieuse (1); ni l'oreillette, ni le ventricule ne présentent aucun

_____

(1) *Neque verum est similiter quod vulgò creditur, cor ullo motu suo aut distensione sanguinem in ventriculis attrahere.* (Harvey, *de Motu cordis,* cap. 2.)

appareil musculaire qui paraisse disposé de manière à pouvoir en opérer la dilatation. Tous les faisceaux musculaires qui se trouvent dans les parois de ces cavités sont, au contraire, évidemment dirigés de manière à en produire le resserrement par leur contraction. Donc la somme des connaissances certaines que nous possédons relativement au mouvement circulatoire du sang se trouve dans cette courte sentence, écrite il y a deux cents ans.

« *Necessarium est concludere circulari quodam motu in circuitu agitari in animalibus sanguinem, et esse in perpetuo motu, et hanc esse actionem sive functionem cordis, quam pulsu paragit.*» (Harvey, *de Motu cordis*, cap. 14.)

PRESSION DE L'AIR.

J'avais depuis long-temps remarqué dans tout ce que j'avais lu ou entendu dire relativement à la circulation du sang que la pression atmosphérique ou n'était pas admise au nombre de ces causes, ou était regardée comme n'y ayant que très-peu d'influence. Cette omission me paraissait d'autant plus extraordinaire que les effets de la pression atmosphérique sont très-évidens sur les liquides qui se meuvent dans des tubes.

Les théories émises par un petit nombre d'auteurs relativement à l'influence de cet effet physique sur le retour du sang au cœur n'étant fondées sur aucune expérience directe, n'avaient obtenu que très-peu de sectateurs. Harvey n'en fait pas même mention ; et Haller, en parlant des causes de la circulation pulmonaire, dit que la pression de l'air peut être passée sous silence (1).

Il me paraissait cependant impossible que la dilatation et la contraction alternative des cavités du thorax n'agissent pas, sur le sang contenu dans les grands vaisseaux qui s'y rendent, de la même manière que l'expansion d'un soufflet agirait sur un liquide contenu dans un tube flexible qui serait adapté à son extrémité. Je faisais en conséquence le raisonnement suivant.

Dans chacune des cavités droite et gauche de la poitrine est placé un poumon, ou un sac divisé en un nombre plus ou moins grand de cellules distensibles, communiquant les unes avec les autres, et qui se remplissent par un tube commun, la trachée-artère.

Quand le thorax est dilaté par l'acte de l'inspiration, l'air se précipite par la trachée pour distendre les bronches et les cellules aériennes, et pour leur faire occuper l'espace que les parois du thorax, en s'écartant, tendent à laisser vide; mais il est évident que l'air trouverait beaucoup moins d'obstacle à remplir la poitrine quand

(1) *Ut pressio aëris pro nulla potest haberi.* (Haller, lib. 8.)

elle se déploie, s'il n'y avait des cellules à distendre; et d'un autre côté, d'après une loi constante d'hydraulique, tout liquide en contact
avec l'atmosphère, et en communication avec
une cavité qui se dilate, est nécessairement attiré vers elle; c'est-à-dire contraint d'y pénétrer
par la pression atmosphérique. Il devenait en
conséquence probable que le sang était attiré
dans les veines-caves thoraciques pendant l'inspiration.

Du moment où me vint à l'esprit cette idée
du rôle que l'inspiration pourrait jouer dans la
circulation, et plus particulièrement dans celle
des veines, une foule de faits connus me paru-
rent venir à l'appui; tels sont :

1° Le gonflement des veines jugulaires dans
l'expiration;

2° Leur affaissement subit dans l'inspiration;

3° La suppression de certaines hémorrhagies
par des inspirations forcées;

4° Les accidens fâcheux qui ont succédé
quelquefois à l'ouverture de grandes veines;

5° La situation même du cœur, placé au centre de la poitrine, dans un sac toujours trop
grand pour son volume, qui semble protégé
contre la pression atmosphérique directe, et
qui probablement est agrandi par l'inspiration
dans toutes ses dimensions.

En réfléchissant plus attentivement sur l'anatomie des viscères thoraciques, je fus frappé de l'analogie que je crus avoir aperçue entre le mécanisme du cœur, du péricarde, et des plèvres médiastinales, comparés à un soufflet; et celle des poumons, chacun dans sa propre cavité, comparés au même instrument.

Tout le monde connaît la situation du sac du péricarde dans l'homme, et l'enveloppe que ses surfaces latérales reçoivent de la plèvre médiastinale réfléchie des racines des poumons en arrière, et du sternum, ainsi que des côtes en avant.

Quand les poumons sont distendus, leur surface externe est nécessairement agrandie; quand les côtes portent en avant le sternum, et quand le diaphragme repousse en bas les viscères abdominaux, la surface intérieure du thorax est également agrandie, par conséquent la plèvre qui couvre cette surface est tendue, et celle qui couvre les deux côtés du péricarde l'est également, de manière non-seulement à protéger le sac fibreux contre la pression, mais à agrandir sa capacité dans tous ses diamètres.

Le mouvement du sternum dans l'inspiration tend à porter la surface antérieure du péricarde en avant, le mouvement synchronique du diaphragme tend à agrandir le péricarde par en bas.

Pour compléter l'analogie, comme chaque

poumon est fourni d'un tube par lequel il reçoit et rejette l'air, de même le cœur est pourvu de tubes (les *veines*) par lesquels il reçoit le sang et de tubes (*les artères*) par lesquels il le rejette.

Mais comme l'aorte par laquelle le cœur se décharge est également employée, pendant les deux temps de la respiration, à renvoyer le sang hors du thorax, il devenait probable, si mes raisonnemens à l'égard de l'effet que l'inspiration pourrait avoir sur le sang des veines-caves étaient bien fondés, qu'une quantité de sang assez grande pour fournir à ce tube, pendant un temps entier de la respiration, était aspirée vers le thorax pendant l'inspiration seule.

Dans cette hypothèse, à laquelle m'avaient amené les raisonnemens précédens, et beaucoup d'autres qu'il n'est pas nécessaire de mentionner ici, j'en vins aux conclusions présomptives suivantes :

1° Qu'un liquide, tel que l'eau, dans un vaisseau ouvert, étant mis en communication directe par le moyen d'un tube avec l'intérieur d'une des grandes veines thoraciques chez un animal vivant, serait forcé par la pression atmosphérique à s'élever dans le tube, et que ses mouvemens seraient déterminés par la respiration de l'animal ;

2° Que, la même communication étant établie

entre le liquide et une des cavités thoraciques, les mêmes phénomènes en résulteraient.

Je remettais l'examen de la circulation dans les veines pulmonaires jusqu'à ce que j'eusse constaté par des expériences directes si ma théorie relativement à l'effet de la pression atmosphérique sur le sang des veines-caves était fondée ou non ; en conséquence je projetai et j'exécutai l'expérience suivante :

Première expérience.

M'étant premièrement assuré sur un cheval mort qu'avec un tube d'une grandeur et d'une longueur convenables je pourrais aisément arriver par la veine jugulaire jusqu'à la veine-cave antérieure, voici comme je procédai.

Le 16 octobre 1824, je fis choix d'un cheval condamné à être abattu pour une maladie incurable d'un pied, mais qui était parfaitement sain sous tout autre rapport. Après l'avoir fait renverser, je mis à découvert la veine jugulaire gauche, que je liai au-dessous de son milieu. A un pouce au-dessous de la ligature, j'introduisis dans sa cavité, en la dirigeant vers le cœur, une sonde flexible en gomme élastique, ayant un tube de verre en spirale adapté à son extrémité extérieure (1). Je coupai l'extrémité arrondie

(1) Voyez la planche, fig.

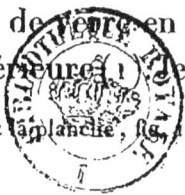

2

de la sonde un peu au-dessus de ses ouvertures latérales. Le diamètre de la sonde était de 4 millimètres, et sa longueur de 27 centimètres; le diamètre du tube de verre à son extrémité A était de 3 millimètres; il était un peu moins large en C; la longueur de B jusqu'à C était de 11 centimètres.

Quand le cheval fut renversé, sa respiration devint presque entièrement thoracique; le soulèvement et l'affaissement de ses côtes pouvaient être comptés distinctement : on entendait facilement sa respiration. La sonde ayant été poussée vers le cœur jusqu'à ce qu'elle eût rencontré un obstacle, la ligature que j'avais déjà passée sous la veine fut nouée autour de celle-ci et de la sonde que je venais d'introduire.

La pointe C du tube spiral, sur laquelle j'avais jusqu'alors tenu mon doigt appliqué, fut plongée dans une tasse d'eau fortement colorée avec une solution de bleu ordinaire de blanchisseuse. Au moment où j'ôtai mon doigt, le liquide bleu s'éleva dans le tube, et coula rapidement vers le cœur. Le soleil donnant dans ce moment fortement sur le tube, je vis de la manière la plus évidente les petits globules de bleu, qui n'étaient qu'imparfaitement dissous, monter de la tasse et couler dans le tube spiral vers la poitrine pendant l'inspiration, et

s'arrêter ou revenir vers la tasse pendant l'expiration.

Pas une goutte de sang n'entrait dans le tube;
mais quelquefois des bulles d'air s'élevaient pendant l'expiration sur la surface du liquide contenu dans la tasse.

La respiration de l'animal se faisant entendre,
je pouvais fixer mes yeux attentivement sur les
mouvemens du liquide, et me convaincre, sans
crainte d'être trompé, qu'ils dépendaient entièrement des mouvemens respiratoires. Mon ami,
M. Macann, observateur exact, qui m'assistait,
et qui était de l'autre côté du cou du cheval,
vint alors se placer près de moi, et se con-
vainquit pleinement que le liquide bleu coulait
vers le cœur à travers la spirale en correspon-
dance exacte avec les inspirations, et qu'il s'arrêtait ou revenait vers la tasse avec l'expiration.

Pour varier les preuves de cette coïncidence
admirable entre les mouvemens du liquide et
ceux de la respiration de l'animal, je retirai un
moment la pointe C du liquide pendant l'inspiration pour laisser entrer quelques bulles d'air
dans le tube, que je replongeai immédiatement
dans la tasse. Une partie plus ou moins grande
du tube B C devint ainsi transparente. Au premier mouvement respiratoire, ces bulles furent
forcées de traverser la spirale avec une grande

rapidité, et le tube devint uniformément bleu par l'ascension d'une nouvelle quantité du liquide de la tasse.

Cette opération, répétée plusieurs fois, donna constamment les mêmes résultats.

Une quantité notable d'eau froide, et quelques bulles d'air que j'avais laissé entrer dans le tube pour mieux apercevoir le mouvement du liquide, ayant été ainsi forcées de pénétrer dans le cœur, l'animal commença à manifester de la souffrance. Voyant que l'expérience avait pleinement établi le fait que l'inspiration produit une tendance au vide, soit au-dedans, soit autour de la veine-cave antérieure, nous nous arrêtâmes. J'oubliais de dire que, vers la fin de l'expérience, quand la respiration devint irrégulière et accélérée, le sang parut dans le tube trois ou quatre fois pendant l'expiration; mais l'inspiration qui succédait faisait revenir invariablement le liquide bleu à sa place. Dans toutes ces expériences, j'avais cru remarquer, 1° que, quand l'animal était debout, la pression atmosphérique n'était jamais si fortement marquée que quand il était renversé. Je m'en assurai en répétant l'expérience sur le même animal dans les deux positions, et je vis en effet que la coïncidence des mouvemens du liquide avec la respiration ne pouvait guère s'observer dans la première position, parce que la respiration du cheval debout et en repos est presque insensible.

2° Que, quand la respiration devenait accélérée et irrégulière par une cause quelconque, ou quand elle était embarrassée par une maladie, il y avait toujours refoulement du sang dans les jugulaires.

3° Que ces refoulemens n'avaient jamais lieu que pendant l'expiration, et que, dans aucune circonstance, le liquide ne s'élevait dans la spirale qu'au moment de l'inspiration.

Cette expérience, répétée sur les veines jugulaires des chiens et sur leurs veines fémorales, donna les mêmes résultats.

Croyant alors avoir suffisamment établi la justesse de ma première conclusion présomptive, j'entrepris de prouver la seconde (1) par des expériences propres à constater l'effet que produirait une communication directe entre les cavités thoraciques et un liquide dans les mêmes circonstances que celle que je viens de rapporter.

Seconde expérience.

J'introduisis successivement dans le thorax d'un chien, près sa ligne médiane, et de chaque côté de l'extrémité postérieure du sternum, un tube de métal, pointu presque comme une

(1) Voyez pages 16-17.

plume à écrire. L'animal étant couché sur le
dos, le tube se dirigeait en bas et en avant paral-
lèlement à l'adossement des plèvres médiastinales, qui, chez le chien, dans cette position,
suspendent le péricarde au sternum. A l'extrémité extérieure du tube était attaché un petit
sac en gomme élastique rempli d'une composition d'axonge et de cire, et percé au fond par
un petit trou. Aussitôt que la pointe du tube
eut pénétré dans la plèvre, je pris une sonde
flexible portant à l'une de ses extrémités un
tuyau de plume mince, auquel j'avais fait d'a-
vance une entaille oblique qui représentait assez
bien une petite valvule, pouvant s'ouvrir de
dedans en dehors, et tendant à se fermer par
son élasticité naturelle ; je fis passer cette sonde
par le trou du petit sac et à travers le tube jusque dans la poitrine, et je fermai avec soin son
autre extrémité. Je fixai le petit sac de caoutchouc sur la poitrine de l'animal à l'aide de
quelques points d'aiguille. Les deux tubes étant
ainsi introduits avec leur sonde dans le thorax,
des tubes semblables à celui de la fig. 1 furent
adaptés à leurs extrémités extérieures pendant
l'expiration. Les tubes avaient d'avance une de
leurs extrémités plongée dans l'eau colorée. La
communication étant ainsi complète aux deux
côtés, le liquide s'élevait rapidement dans les

spirales pendant l'inspiration, et s'arrêtait avec
l'expiration, s'il ne refluait pas.

Ces mouvemens du liquide étaient si régu-
liers et si complètement dépendans des mouvemens de la respiration de l'animal, qu'on
pouvait compter les uns en observant les autres.
Deux autres tubes métalliques semblables furent introduits dans deux autres endroits du
thorax, avec l'intention de faire arriver les sondes entre les côtes et les poumons; mais, ayant
agi trop près du diaphragme, une des sondes
pénétra dans l'abdomen, en passant entre le diaphragme et les parties antérieures de l'estomac
et du foie; l'autre entre le diaphragme et la partie
postérieure du poumon droit.

Le liquide en communication avec l'abdomen
ne fit aucun mouvement dans la spirale; mais
celui qui communiquait avec le tube qui passait
au-devant du diaphragme offrait absolument les
mêmes phénomènes que dans les autres tubes.

Les extrémités armées de plumes à valvules
de deux sondes qui avaient été introduites dans
le thorax, près du sternum, se trouvèrent, à
l'ouverture du corps, une à chaque surface la-
térale du péricarde, entre ses surfaces et celles
des poumons, qui n'avaient pas souffert la moindre blessure.

Avant de faire périr le chien, nous introduisî-

mes dans sa trachée-artère un robinet, de manière
à pouvoir suspendre sa respiration à volonté.

Quand nous l'arrêtions, et que l'animal faisait
des efforts pour inspirer, le liquide montait dans
les spirales avec une rapidité et une force bien
plus grandes que quand le passage de la trachée
était libre.

Troisième expérience.

Il me restait encore à établir une communication semblable avec la cavité du péricarde;
mais jusqu'alors, dans tous les essais que j'avais
faits sur le chien, le cœur avait été blessé, et les
résultats des expériences étaient devenus ainsi
moins exacts.

La connexion formée, chez cet animal, entre
le péricarde et le sternum par des membranes
longues et minces augmentait beaucoup les
autres difficultés.

C'était dans le cheval que je trouvais le sac du
péricarde le mieux disposé pour mes expériences.

Dans cet animal, il est attaché au périoste de
la surface supérieure du sternum, à partir de
la quatrième côte en arrière jusqu'à la base du
cartilage xiphoïde, d'où il monte d'arrière en
avant, pour être collé à la surface inférieure des
veines postérieures des poumons, etc.

En soulevant par la dissection la pointe du
cartilage xiphoïde, je pus faire passer le long de

sa face supérieure, à travers la marge inférieure du diaphragme, un tube de fer taillé en pointe, presque comme une plume à écrire, et le faire entrer dans le péricarde à son angle postérieur, sans pénétrer dans le péritoine.

A l'extrémité extérieure du tube de fer était attaché un petit sac de gomme élastique rempli de la même composition que dans les autres expériences.

A travers le sac j'avais introduit dans le tube, presque jusqu'à sa pointe, une sonde flexible d'une grandeur moyenne; l'ouverture extérieure de cette sonde était fermée par un robinet.

Au moment où la pointe du tube de fer avait pénétré dans le péricarde, la sonde était poussée en avant sans le moindre risque d'admettre l'air, ni que le cœur se blessât, s'il avait échappé à la première introduction.

Dans tous les cas où je parvenais à établir une communication directe entre le sac du péricarde exclusivement et le liquide, celui-ci montait dans le tube spiral aussi rapidement que dans les expériences déjà citées; et dans toutes, à l'exception d'un seul cas, le mouvement en haut était déterminé par les inspirations.

Dans toutes, à l'exception toujours du même cas, outre que le liquide descendait avec les expirations, il offrait encore une oscillation en

haut qui semblait indépendante de la respiration.
Cette oscillation n'était pas perceptible au moment de l'inspiration; alors elle se confondait avec
le mouvement général du fluide vers la poitrine.

Je fis remarquer ce troisième mouvement à
M. Bennett, anatomiste et physiologiste aussi dis-
tingué que modeste, et il le reconnut plusieurs
fois pendant les répétitions de mes expériences.

Dans le cas d'exception dont j'ai parlé, le cheval était dans le dernier degré d'inanition; les
battemens d'aucune artère n'étaient percepti-
bles, et le liquide coulait vers la poitrine sans
aucune intermission, du commencement jusqu'à la fin de l'expérience, soit que l'animal fût
placé sur le dos ou sur le côté.

Quand l'un ou l'autre des ventricules était pénétré, ce qui arrivait souvent, et que le sang
coulait par le tube, l'animal ne périssait pas
subitement; mais quand l'effusion se faisait dans
le péricarde, il expirait toujours aussitôt que le
sac était plein.

Dans ces cas, le cœur se trouvait comprimé
et plus petit qu'à l'ordinaire, au milieu d'un
énorme caillot de sang.

Circulation pulmonaire.

Avant de parler des conclusions qu'on peut
faire dériver des faits déjà cités, je dirai quel-

ques mots sur le mouvement du sang dans les veines pulmonaires.

Comme il est évident que le sang que l'artère aorte reçoit du cœur gauche ne peut y arriver que par les veines pulmonaires, on ne peut pas considérer comme une conclusion forcée que les poumons doivent être ou également perméables au sang durant tout l'acte de la respiration, ou que, s'ils ne le sont pas, il faut qu'il existe un réservoir d'où le cœur gauche puisse recevoir du sang dans les momens où ils sont le moins perméables.

Les poumons avec leurs vaisseaux sont placés au-dedans de deux cavités qui, comme nous l'avons déjà vu, tendent à former un vide pendant l'acte de l'inspiration ; et pour cela on pourrait penser, au premier coup-d'œil, que toutes les veines au-dedans de ces cavités seraient également exemptes de pression dans cette occasion. Cependant un examen plus attentif nous montrera que la nature a assuré par un mécanisme aussi beau que simple un abord de sang au cœur gauche aussi constant et aussi abondant qu'au cœur droit, et par le même moyen, savoir, la pression atmosphérique.

Je prendrai le thorax d'un cheval pour démontrer la circulation pulmonaire des quadrupèdes.

Dans le cheval, la veine-cave postérieure quitte la colonne vertébrale lors de son arrivée au diaphragme, sur lequel elle monte, pour en parcourir une étendue considérable jusqu'à ce qu'elle arrive vis-à-vis la base du cœur ; puis elle passe à travers la portion du thorax, entre le cœur et le diaphragme, comme une corde à travers une chambre. Dans ce trajet, elle n'a aucune connexion avec les parties environnantes, excepté avec la membrane mince, transparente, qui unit le côté droit du péricarde au diaphragme. Cette dernière semble être suspendue à la veine comme un rideau dans toute sa portion thoracique, c'est-à-dire dans une longueur de cinq à six pouces.

Comme cette membrane conduit le nerf phrénique à sa destination, je prendrai la liberté de l'appeler *la membrane phrénique,* ne sachant pas d'autre nom sous lequel elle puisse être désignée.

Les deux grandes veines pulmonaires postérieures droite et gauche forment, par leur prompt confluent dans la cavité droite du thorax, derrière le péricarde, un large réservoir, qui est encore agrandi par la jonction, à gauche, et, plus antérieurement, des deux troncs communs des veines moyennes du poumon gauche.

Le morceau irrégulièrement pyramidal du poumon droit qui semble en avoir été détaché en partie pour former le lobe moyen des qua-

drupèdes étant repoussé au - dessus et à gauche
de la veine-cave postérieure thoracique, est collé
par sa surface supérieure à la face inférieure du
réservoir déjà cité et au bord obtus du poumon
gauche ; la face inférieure, la pointe et quelques
angles de ce lobe sont libres et ne sont pas
unis à la veine-cave.

Cette connexion entre le lobe moyen et la face
inférieure des racines des veines pulmonaires
n'est pas la seule : trois veines provenant de l'angle gauche antérieur et supérieur du petit lobe
appliquent leurs bouches à entonnoir sur les
trois endroits du réservoir les mieux calculés
pour tirer en bas, et un peu à droite, sa face inférieure quand le lobe moyen, rempli par l'inspiration, s'incline vers le grand lobe droit,
attiré par la tension de la plèvre qui leur est
commune, et qui tapisse le sillon qui les sépare.

La plus grande et la plus antérieure de ces
trois veines est insérée dans le centre du confluent des deux grands troncs des veines pulmonaires gauches moyennes.

La seconde, dans le centre du confluent que
ces dernières forment avec la grande veine pulmonaire postérieure gauche.

La troisième s'insère un peu à gauche du
centre du confluent de cette dernière avec la
grande veine postérieure droite.

Par cette disposition, si le petit lobe est tiré de haut en bas et de gauche à droite, et qu'il roule ainsi sur sa base vers le grand lobe droit, d'où je l'ai supposé à demi détaché, les trois petites veines déjà décrites formeront en se prolongeant l'arc d'un angle dont la membrane phrénique et la face inférieure du réservoir représenteront les deux côtés. Or, si l'on insuffle les poumons, le petit lobe prend précisément la direction indiquée.

Dans cet arrangement, il y a quelques circonstances remarquables :

1° Les veines principales du poumon gauche entrent dans la cavité droite du thorax ;

2° Les veines d'une partie du poumon droit passent au-dessous de la plus grande veine de ce poumon, pour aller se vider dans le confluent de quelques veines du poumon gauche ;

3° Les veines du petit lobe central, au lieu de déboucher à sa racine, débouchent par une de ses extrémités.

J'ai constaté, le 27 janvier 1825, l'usage de ce mécanisme de la manière suivante.

Quatrième expérience.

Après avoir mis à découvert environ un demi-pouce de la face inférieure de la veine pulmonaire postérieure gauche, j'introduisis dans sa

cavité, en le dirigeant vers le cœur, le bout A
du tube spiral (fig. 1), le tube étant fixé en
place par une ligature, et sa pointe C étant
plongée dans un verre d'eau rougie. Quand je
tirais doucement le sommet du petit lobe central dans la direction qu'il prendrait s'il était
insufflé, l'eau montait avec tant de force par la
spirale, qu'elle coulait abondamment dans le
réservoir.

Quand je le tirais horizontalement vers la
gauche, l'eau descendait dans le tube.

Quand je le tirais horizontalement vers la
droite, l'eau montait; mais plus on tirait directement, comme pour détacher le petit lobe du
poumon gauche et du réservoir, plus l'eau montait rapidement.

Aucune veine de ce petit lobe n'entre dans le
côté droit du réservoir, ni dans la grande veine
pulmonaire postérieure droite, parce que la
veine-cave postérieure, où elle forme le sinus
veineux du cœur droit, les traverse, ayant sa
face supérieure attachée largement à leur face
inférieure.

Le diaphragme, refoulé par l'inspiration, tire
la veine-cave postérieure dans une direction telle,
que la face inférieure du réservoir ou du sinus
veineux du cœur gauche est portée en bas; tandis que, par la résistance que celle-ci fait, la

face supérieure de cette partie de la veine-cave est également éloignée de l'axe de sa propre cavité.

La membrane phrénique, poussée à droite par l'expansion du petit lobe, favorise ce mouvement, et, par ses attaches à la veine-cave flottante, empêche la diminution de sa cavité. J'ai vérifié l'effet du tiraillement de la veine-cave postérieure sur les sinus veineux des deux cœurs, sur les poumons et le cœur d'une brebis, comme je l'avais déjà fait relativement aux poumons du cheval. J'ai eu recours aussi à l'insufflation artificielle des poumons, et j'ai observé les mêmes phénomènes.

Les diverses cavités auxquelles ce mécanisme distendant est appliqué sont exemptes de pression atmosphérique pendant son application, c'est-à-dire pendant l'inspiration. Mais les veines pulmonaires qui se trouvent en communication directe avec elles sont exposées, dans toute l'étendue de leurs surfaces, à la pression de l'air, qui se précipite à travers la trachée-artère pour distendre les cellules des poumons, et cette pression s'exerce sur une étendue de leur surface en proportion inverse de leur capacité.

Pour pouvoir comprendre le mécanisme par lequel les réservoirs pulmonaires du cœur gauche sont distendus chez l'homme, il suffit d'observer la manière dont les veines pulmonaires pénètrent le sac du péricarde.

Une petite languette semble être coupée dans cette membrane d'arrière en avant, pour faire un trou carré, par lequel chaque veine pulmonaire entre pour se vider dans le sinus veineux gauche.

Lorsque la veine a dépassé l'ouverture, la languette est tirée en dehors et en arrière, pour être fortement collée à la face antérieure de chaque veine hors de la ligne générale de l'insertion du péricarde; cela laisse une petite pochette qui se voit au-dedans du péricarde, tant à droite qu'à gauche, à la face antérieure de chaque veine.

Par ce moyen, quand les mouvemens inspiratoires tendent à porter le péricarde en avant, l'effort est exercé presque exclusivement sur les faces antérieures des quatre veines pulmonaires. Si l'on tire le péricarde avec la plus grande force dans cette direction, l'action ne s'exerce que sur les veines pulmonaires et les veines-caves, les grandes artères étant placées entièrement hors de son influence.

Cette disposition, quant à l'attache du péricarde aux veines pulmonaires, n'existe pas chez les quadrupèdes, excepté pour les veines antérieures gauches, et encore d'une manière moins marquée; tandis que l'accollement des faces op-

3

posées des veines pulmonaires et des veines-caves, si manifeste et si étendu chez les quadrupèdes, n'existe guère chez l'homme.

Quant à l'importance du rôle que le péricarde joue dans la circulation, on peut remarquer que c'est peut-être l'unique partie de l'animal qui ne manque jamais.

J'ai fait encore une expérience, de laquelle je donnerai la plus courte description possible. Elle fournit une nouvelle preuve (si cela était nécessaire après ce qui a été dit) de l'effet de la pression atmosphérique sur le sang des veines.

Cinquième expérience.

Je choisis un cheval qui n'avait subi aucune autre expérience, et qui était sain quant à sa respiration. Je mis à découvert environ six pouces de la veine jugulaire gauche, aussi près de la poitrine que cela était possible; je la liai à chaque extrémité de l'incision extérieure, nouant les ligatures autour de petits bouchons.

Dans la portion de la veine comprise entre les deux ligatures, mais plus près de l'inférieure, je pratiquai une ouverture dans laquelle j'introduisis l'extrémité A du globe de verre (fig. 2) jusqu'à la boule, attachant fortement la veine autour du tube au-delà du rebord de son ouverture. Je divisai ensuite la veine à l'endroit correspondant au milieu de la boule, et je fis passer dans la cavité de sa portion supérieure l'extrémité B du même instrument, l'attachant comme j'avais attaché l'autre.

Cela fait, je coupai sur les bouchons, premièrement, la ligature inférieure, et ensuite la supérieure; aussitôt le sang se précipita fortement à travers la boule; son mouvement rapide fut visible un instant, mais bientôt je ne l'aperçus plus d'où j'étais placé (assis sur une chaise ordinaire près du cou du cheval renversé). Il était évident que le sang passait cependant à travers la boule, parce qu'il n'y avait aucun gonflement de la veine au-dessus. L'appareil tenait bien sa place, et le cheval respirait tranquillement.

Je lavai bien l'extérieur de la boule, et je me plaçai sur les genoux, tenant la main droite étendue sur les côtes de l'animal. Dans cette position, je pouvais regarder de près la boule, et en même temps sentir l'élévation et l'affaissement des côtes.

Le sang noir qui remplissait presque la boule laissait cependant un petit espace qu'il n'occupait pas; et, en regardant de plus près encore, je pus apercevoir distinctement la masse du sang s'approcher de la partie supérieure, et devenir d'un rouge plus brillant, comme s'il moussait dans l'effort qu'il faisait pour traverser l'ouverture inférieure du tube. Après ce mouvement, il restait tranquille un instant pour le recommencer bientôt.

Ayant vu ces alternatives de mouvemens dans la boule par un jour favorable, je remarquai de la manière la plus satisfaisante qu'ils étaient déterminés exclusivement par les mouvemens respiratoires.

Je cessai d'observer pendant quelques minutes; je me tins debout, et je repris encore mes observations, toujours avec le même résultat.

Cette expérience était le perfectionnement de plusieurs autres dans lesquelles j'avais échoué complètement, sans en trop savoir la raison, lorsque tout d'un coup il m'était venu à l'idée que la longueur des tubes que j'avais employés jusqu'à présent en était la véritable cause, en privant le sang de la pression atmosphérique pendant un trop long espace : mon succès complet avec l'instrument plus court justifia cette opinion.

J'avais essayé la même expérience avec deux tubes introduits dans la veine séparément, et unis ensuite près de la boule. Ces tubes s'étendaient presque de l'angle de la mâchoire jusqu'à la poitrine; mais à peine la boule était-elle remplie que tout mouvement cessait.

CONCLUSIONS.

D'après ce que nous venons d'exposer, on peut regarder comme prouvés les faits suivans :

1° Que les cavités des grandes veines au-dedans du thorax et toutes les cavités thoraciques aspirent les fluides mis en communication avec elles.

2° Que cette aspiration n'a jamais lieu que pendant l'expansion des parois du thorax, c'est-à-dire pendant l'inspiration.

Desquels faits, et de ce que nous avons vu dans la dernière expérience, nous pouvons conclure,

1° Que *le sang qui coule contre sa propre gravité* n'arrive au cœur que pendant l'inspiration.

2° Que la principale puissance qui le pousse à travers les veines est la pression atmosphérique.

3° Que, comme cette puissance ne peut être appliquée au sang des veines que pendant l'inspiration, ce sang doit nécessairement se mouvoir avec une rapidité qui est à celle du mouvement du sang dans les artères comme le temps occupé par une respiration entière est au temps d'une inspiration seule.

4° Comme le sang ne traverse les veines que pendant l'inspiration, et qu'il traverse sans cesse les artères, il suit qu'une accumulation doit se faire quelque part entre les deux ordres de vaisseaux et dans une quantité qui est à celle qui traverse les artères dans un temps entier de la respiration comme le temps de l'expiration est à la respiration entière.

5° Quant à l'accumulation qui doit être préparée pour l'aspiration du thorax, il importe peu qu'elle soit faite par deux pulsations de l'artère ou par six; et par conséquent la fréquence du pouls ne peut être prise comme la mesure de vélocité du sang revenant au cœur; c'est la répétition des inspirations qui doit régler cette vélocité.

6° Il y a donc trois quantités de sang : une qui traverse l'aorte, une qui est aspirée par les veines à chaque expansion du thorax, et une troisième entre ces deux ordres de vaisseaux. Donc quand la respiration devient accélérée, cette troisième quantité est diminuée, et les deux autres augmentées en proportion; mais, comme le cœur ne peut en admettre qu'une certaine quantité, les cavités aspirantes sont obligées de refouler le superflu pendant leur affaissement : de là des phénomènes pathologiques, dans la description desquels je n'entrerai pas à présent.

7° Nous pouvons maintenant concevoir comment la lymphe et le chyle sont aspirés vers la poitrine par la communication directe que les vaisseaux propres à ces fluides ont avec la veine sous-clavière et d'autres.

8° La question de l'absorption, qui jusqu'à présent a tant partagé les physiologistes, peut être aussi considérée comme décidée, puisque la bouche ouverte d'une veine ou de tout autre vaisseau ayant la même espèce de communication avec les soufflets thoraciques, absorbera en proportion de la puissance aspirante qui lui est appliquée et de la dimension de leurs tubes.

9° Il est bien probable que l'application d'une forte ventouse à une plaie récemment empoisonnée empêcherait l'absorption de la matière véneneuse.

10° Comme, d'après tout ce qui a été dit plus haut, il est évident que le sang des veines est placé sous l'influence de la pression atmosphérique, il serait curieux de tracer la connexion qui peut exister entre les maladies, les fièvres d'accès, par exemple, et la pression barométrique.

11° Ces faits expliquent encore comment, dans un certain degré de raréfaction de l'atmosphère, la vie animale ne peut pas se soutenir, parce que la pression de l'air cesse d'être supérieure à la gravité du sang. Les oiseaux semblent être pourvus d'un mécanisme respiratoire pour les rendre exempts, en quelque sorte, de cet inconvénient.

12° Aux extrémités cardiaques des grandes veines, il existe un mécanisme qui, mis en action par l'expansion du thorax, distend leurs cavités, et par conséquent leur fait aspirer le sang.

13° Comme ce mécanisme ne peut agir que pendant l'inspiration, et que, par sa construction et sa position, il doit nécessairement intéresser les sinus veineux au-dedans des limites du péricarde, on voit qu'il ne peut pas y avoir de contractions alternatives entre cette partie de l'oreillette et les ventricules, parce que les sinus doivent être en distension progressive du commencement jusqu'à la fin de l'inspiration.

L'effet que cette disposition et la série d'actions exposée précédemment peuvent avoir sur les mouvemens du cœur, et le passage du sang à travers cet organe, feront le sujet d'un autre mémoire.

Je ne fatiguerai pas plus long-temps l'attention de l'Académie en racontant les nombreuses déductions que l'on peut tirer des faits que j'espère avoir prouvés.

Soit que je n'aie fait qu'éclaircir quelques faits douteux, soit que les résultats auxquels je suis arrivé puissent être regardés comme entièrement nouveaux, j'apporte mon travail comme une offrande au temple de la science française, où heureusement les préjugés ne privent pas la physiologie de la part qui lui est due dans les honneurs philosophiques.

————

SUPPLÉMENT AU MÉMOIRE.

Pour mettre en évidence la vérité des principes émis dans le mémoire précédent relativement au mécanisme de la circulation veineuse, et pour faire sentir que les deux grandes lois de la nature, la gravitation et la pression, sont également applicables à la matière animée et à la matière inerte,

1. Nous supposerons deux tubes chacun de la forme de la lettre U (1), ayant le même diamètre, et dont chacune des branches aura quatorze pouces de longueur. Un de ces tubes sera de verre, et l'autre d'une substance mince et flexible comme une veine.

2. Qu'on injecte dans la branche A du premier tube du mercure par saccades, il montera dans la branche B jusqu'à ce que les deux branches soient pleines; et si l'on continue cette injection dans la branche A, le mercure sortira

(1) Voyez la planche, fig. 3.

en B par des saccades égales et isochrones à celles de A.

3. Si l'on pratique la même opération sur le second tube, la même quantité de mercure ne suffira pas pour le remplir, parce que, comme les parties inférieures du tube auront à supporter une pression de vingt-huit pouces de mercure, c'est-à-dire de quatorze de chaque côté, il est clair que ses parois minces et flexibles se laisseront distendre, et que rien ne sortira en B qu'après qu'on aura injecté en A une quantité de mercure bien plus grande que celle employée dans la première opération. En admettant même que le mercure arrive au niveau de B, les saccades du jet qui en sortira ne seront ni égales ni parfaitement isochrones aux injections faites en A, parce qu'une portion de la force injectante et de la quantité de mercure injecté sera employée à produire de nouvelles distensions. La moindre altération dans la distensibilité sera donc sensible dans les saccades en B, quelle que soit la force d'injection.

4. Qu'on prolonge la branche B du premier tube jusqu'à vingt-huit pouces ou soixante-seize centimètres, et qu'on établisse le vide dans le réservoir E qui la termine, le mercure qui se trouve dans les branches A B sera forcé par la pression de l'atmosphère de s'élever jusqu'à E.

5. Si l'on peut faire sortir le mercure du réservoir E à mesure qu'il se remplit, et en même temps renouveler le vide, tout le mercure qu'on injectera en A montera vers E.

6. Supposons le second tube dans les mêmes circonstances, la portion du tube B E ne contenant plus rien qui puisse offrir de résistance, puisque le vide est fait, et la résistance de ses parois étant beaucoup moindre que la gravitation du mercure, le tube s'affaissera de B jusqu'à E, et le mercure n'y montera pas, ou très-peu, à moins qu'on ne rende ce tube incompressible par l'introduction d'un autre tube capable de résister à la pression de l'air, comme dans la première expérience.

7. Si au moment où le vide se fait, le tube flexible est plein jusqu'en E d'un liquide dix ou douze fois plus léger que le mercure, s'il est divisé de distance en distance par des valvules qui seraient chacune la base d'une petite colonne de ce liquide, et si de plus on continue les injections non-seulement en A, mais en plusieurs points entre C et E, et qu'on suppose les parois de ce tube flexible attachées aux parties environnantes de manière à s'opposer à l'affaissement, alors le réservoir étant proportionné à la quantité injectée, le tube flexible A E ne s'affaissera pas, et le vide qui se renouvelle en E agira sur

le liquide aussitôt que la puissance injectante l'aura poussé jusqu'au point convenable.

8. Il est évident que dans le premier tube la puissance injectante seule exercée en A suffira pour faire sortir un liquide en B avec la même régularité qu'il aura été injecté, et que la pression atmosphérique seule le fera s'élever de C jusqu'au vide E sans l'aide de l'injection (2-4).

9. Dans le tube mince et flexible, au contraire, la puissance injectante seule ne fera jamais sortir la même quantité de liquide en B, ni aucune quantité avec régularité, quelque grande que l'on suppose la puissance injectante, et quelles que soient les conditions du tube, pourvu qu'on lui laisse la distensibilité (3).

10. Si le mécanisme qui débarrasse le réservoir E du liquide le fait entrer en même temps dans le tube A, et qu'il y ait des soupapes pour empêcher que le renouvellement du vide n'agisse sur ce liquide dans la branche A, alors, tant que le vide se renouvellera et que le tube restera entier, la circulation du liquide continuera (5).

11. Si le vide se fait en moindre proportion, la quantité du liquide étant la même, il y aura accumulation dans les parties déclives du tube.

12. Si, par l'effet d'une pression mécanique exercée sur les parois de la branche C B du tube flexible, le liquide qu'il contient est forcé vers la

partie la moins résistante (c'est-à-dire le vide), alors le réservoir sera obligé de se dilater plus rapidement, le mécanisme qui doit débarrasser ce réservoir sera forcé de répéter ses efforts plus souvent, et il y aura accélération dans la branche A C.

13. Si le réservoir E se distend et se remplit plus souvent qu'il n'est débarrassé, sa contraction forcera une portion de son contenu de refluer vers B.

14. Si l'injection du liquide dans la branche A vient à cesser ou diminuer beaucoup, la continuité de la colonne dans la branche B sera interrompue en très-peu de temps par la pression atmosphérique sur les parois du tube, et le vide ne pourra pas se renouveler. Alors inclinez le tube vers E, la gravité du liquide le fera couler de C en E, la continuité de la colonne se rétablira, et le vide se fera avec bien moins de difficulté, parce que la gravitation du liquide deviendra nulle.

15. Si l'on suppose une ouverture à la branche E C en D dans le premier tube, l'air entrera par cette ouverture, forcera le mercure de monter jusqu'à E, et occupera sa place; mais dans le tube flexible, la pression atmosphérique affaissera ses parois au-dessus de l'ouverture, et le vide cessera d'agir sur les parties situées au-des-

sous. Une portion du liquide injectée en A sortira alors par l'ouverture D, et le reste sera employé à distendre la portion inférieure du tube (9). Si l'on fait le vide sur l'ouverture pratiquée en D, d'abord l'air n'y entrera pas, et une portion du liquide qui, autrement, aurait été forcé de monter jusqu'en E sera rappelée par le vide en D, et à plus forte raison une plus grande portion du liquide contenu en A C.

16. Il est évident que le liquide contenu dans le tube flexible ne peut monter en E qu'à l'instant où le réservoir se distend pour former le vide, et qu'au moment où la tendance au vide cesse d'exister, le liquide obéira aux lois de la gravitation, et distendra les parties inférieures du tube (5).

17. Il est facile aussi de concevoir que les mouvemens du liquide dans la branche A seront directement en rapport avec la force injectante, comme les mouvemens du liquide dans la branche B le seront avec l'expansion du réservoir E, et qu'une influence mutuelle sera exercée de part et d'autre en raison de la communication des deux branches en C, soit par un canal unique, soit par plusieurs canaux.

18. Supposons maintenant que le réservoir E soit la partie la plus inférieure du tube : alors la force injectante aura contre elle, dans le tube A,

la gravitation du liquide, et sera favorisée, au contraire, dans le tube B, et par cette même gravitation, et par la pression atmosphérique.

19. Mais, comme la pression atmosphérique est égale partout, si la force qui comprime le réservoir E est capable de résister à la gravitation du liquide dans la branche B, alors le liquide injecté en A ne sera reçu en E qu'au moment où la tendance au vide commencera.

20. Si la partie du tube A jusqu'à B est d'une matière incompressible, alors le liquide sortira de B par saccades isochrones et égales à celles de l'injection exercée en A (2). La dilatation du réservoir E n'aura d'influence sur le liquide contenu dans le tube A B qu'aux points où il devient flexible, et la gravitation vers le réservoir E n'existera que de B jusqu'à E, portion où le liquide s'accumulera avec distension du tube flexible proportionnée à la quantité du liquide, et à la résistance opposée à son entrée dans le réservoir E.

21. Si une portion du tube devient flexible en C, le réservoir E étant toujours la partie la plus déclive, alors le renouvellement et la cessation du vide dans le réservoir causeront une dépression et une expansion correspondantes dans cette portion du tube. Mais aussitôt que la portion flexible C redeviendra inflexible, cette dépression

et cette expansion cesseront nécessairement , parce que la pression atmosphérique n'y exercera plus d'action.

22. Supposant toujours la portion C flexible, si l'on renverse le tube de manière que C soit la partie la plus déclive, alors la gravitation du liquide dans les deux branches ayant lieu vers C, et la force injectante exercée en A poussant le liquide vers le même point, l'expansion et la dépression notées plus haut n'auront plus lieu (3).

23. Appliquons ces données à l'animal, à l'homme, par exemple, l'aorte et la veine-cave inférieure sont le tube flexible ; les cavités thoraciques, et notamment le péricarde, sont le réservoir où se fait le vide ; le cœur est l'instrument qui débarrasse le réservoir et qui injecte le liquide en A. Il est facile de voir que tout ce que nous venons de dire se trouve parfaitement exact, relativement aux parties qui sont au-dessous du cœur.

24. Le cas où le réservoir (les cavités thoraciques) est la partie la plus déclive, et où le tube est en partie inflexible, mérite plus d'attention. Ce tube est représenté, chez l'homme, par les artères carotides, d'une part ; les veines jugulaires et caves supérieure, de l'autre.

25. La partie ferme du tube est le crâne, qui

est une cavité dont la forme n'est pas susceptible d'altération, et par conséquent dont le contenu ne peut pas être altéré en volume, quoiqu'il puisse être modifié dans sa densité.

26. Les veines qui rampent entre les deux tables des os plats du crâne et dans la substance des vertèbres et autres os offrent surtout un exemple frappant du tube inflexible.

27. La pulsation jugulaire prouve que le sang contenu dans ces vaisseaux est sujet aux lois générales de la gravitation. Ainsi les expériences pratiquées sur les veines jugulaires des animaux dans la position horizontale offrent des résultats différens de celles faites dans la position verticale.

Expérience.

Je fixai le tube de verre (fig. 2) dans la veine jugulaire d'un cheval debout, de manière que le courant du sang passât par la boule, et j'observai,

1° Que le jet du sang qui venait du côté de la tête n'était nullement synchronique avec l'inspiration.

2° Que les oscillations au-dedans du globe étaient plus fréquentes que le pouls, mais que celui-ci exerçait une influence marquée sur le courant dans le globe.

Ainsi, quand on comprimait, même légèrement, l'artère carotide mise à découvert en même temps que la veine, les mouvemens dans le globe devenaient moins marqués, et *vice versâ*.

Le même cheval étant couché, les mouvemens du sang au-dedans du globe étaient parfaitement synchroniques avec l'inspiration.

Pendant que le cheval était debout, un caillot se forma au-dedans du globe, et la veine se resserra sur elle-même au-dessus de ce même globe. Alors les pulsations jugulaires synchroniques avec celles de l'artère devinrent très-manifestes à ce point (20). Cette circonstance donne la cause de la différence d'opinions manifestées par plusieurs physiologistes sur la manière dont se fait la pulsation jugulaire, les uns ayant fait leurs observations sur l'homme dans la station verticale, tandis que les autres ont examiné les animaux placés dans la position horizontale.

Il y a en ce moment à la clinique de M. le professeur Laennec un ancien conducteur de diligences, âgé de soixante-huit ans, chez lequel on a observé long-temps une pulsation marquée synchronique avec le pouls dans les jugulaires externes, les veines superficielles du sternum, et même celles du bras; chaque fois qu'on a pratiqué des saignées nécessitées par sa maladie (*levis hypertrophia*). On a vu diminuer cette pulsation; une diarrhée spontanée l'a fait diminuer également; mais cependant elle restait toujours évidente.

En faisant réciter quelque chose à ce malade, la pulsation cessait entièrement pendant qu'il parlait; les veines étant alors gonflées et saillantes (20). Chaque fois qu'il inspirait en récitant, les veines s'affaissaient tout à coup, et ainsi de suite à plusieurs reprises (19).

Quand la tête de ce malade était placée plus bas que son cœur, la pulsation jugulaire cessait entièrement, et les veines se gonflaient prodigieusement (22).

Ce malade est devenu hydropique, et l'abdomen s'est rempli rapidement d'une grande quantité d'eau, avec gêne de respiration, etc., la pulsation jugulaire étant toujours évidente.

On lui a fait la ponction. Une quantité énorme de sérosité (dix à onze litres) a été évacuée.

Le lendemain, la pulsation déjà notée avait disparu; les jugulaires externes s'étaient affaissées, et maintenant elles n'offrent de gonflement que quand il tousse ou qu'il expire fortement (19, 20).

L'accumulation du sang, qui avant la ponction montait presque jusqu'à l'angle de la mâchoire dans les jugulaires externes, se fait à présent au-dessous de la clavicule, et les jets

du sang qui tombent de la tête passent par les
veines du cou sans se faire apercevoir.

Probablement la pulsation observée avant la
ponction reviendra aussitôt qu'un nouvel épan-
chement hydropique dans l'abdomen commencera à rétrécir les cavités thoraciques (1).

M. Laennec, à qui tous les étrangers qui
suivent sa clinique et ses leçons intéressantes
de pathologie doivent tant par l'accueil obli-
geant qu'il leur fait et l'attention avec laquelle
il dirige leurs recherches, en me permettant de
faire ces observations dans ses salles, a bien voulu
en constater l'exactitude avec moi.

Quant à la dépression et l'élévation du cerveau qui s'observe dans certaines circonstances
chez les animaux vivans pendant la respiration
(21), je me contenterai de citer les mots de
Haller.

« *Ergo si vivo animali non nimis debilitato, cra-*
« *nium aperueris, aut trepano, aut unco, duram-*
« *que membranam detexeris, et digito à cranio*
« *depresseris, videbis ad singulas inspirationes*
« *subsidere cerebrum aut solum, aut cum suis in-*

(1) Des observations postérieures ont confirmé pleinement cette
conjecture. Je dois à la complaisance de M. Mitiadeck Laennec les
occasions fréquentes et favorables que j'ai eues d'observer ce malade.
Ce jeune médecin, doué d'un jugement solide, est déjà très-avanta-
geusement connu par sa savante analyse du travail du docteur Baron,
médecin anglais, sur certaines maladies du poumon.

« *volucris. Vicissim in expiratione idem cerebrum*
« *surgere, cranio se admovere, digitum impositum*
« *repellere.*

« *Et vix respirationis in cerebrum effectus de-*
« *monstrari potest, nisi duram matrem à cranio*
« *depresseris.* (T. 2, lib. 4.)

Les causes de ces phénomènes, selon Haller
sont :

1° La facilité plus grande que le sang du cœur
droit trouve à pénétrer dans les poumons pendant l'inspiration.

« *Nascitur ergo derivatio, et sanguis venosus un-*
« *dique ad eam sedem confluit.*

2° La difficulté qu'il éprouve dans l'expiration :

« *In expiratione thorax contrahitur, compri-*
« *muntur pulmones, auriculæ, venæ cavæ, fit re-*
« *fluxus in venas cerebri. Hinc presso, ut ego*
« *presseram thorace, elisâque venâ cavâ, perindè*
« *cerebrum elevatur.* »

Ici il est essentiel de remarquer qu'après
avoir mis à découvert une portion de la dure-
mère chez l'animal vivant, l'élévation et l'affaissement du cerveau ne se manifestent pas tant
que la membrane adhère aux os et ne cède pas
à la pression atmosphérique; mais aussitôt qu'une
partie du tube devient flexible par la séparation
de la dure-mère des os du crâne, ces phénomènes
se manifestent (21), à moins qu'on ne mette

la tête de l'animal dans la position la plus déclive, parce qu'alors ils deviendront impossibles par les raisons déjà indiquées (22), comme j'en ai fait l'expérience sur un cochon d'Inde vivant.

CONCLUSION.

De tout ce que nous avons dit dans le supplément, il est évident que les lois de la gravitation et de la pression atmosphérique et mécanique s'appliquent aussi-bien à la circulation des fluides dans les vaisseaux des animaux vivans à sang chaud qu'aux mouvemens des fluides dans des tubes inertes, ayant toujours égard aux modifications qui peuvent être causées dans les premiers par l'influence nerveuse, par la structure des tissus, la composition des liquides, etc., modifications qui ne peuvent pas exister dans les seconds.

Pour donner quelques exemples de l'identité des phénomènes qui s'observent dans les deux cas, je citerai les suivans:

L'infiltration des extrémités inférieures chez les dyspnéiques (11).

L'effet de l'exercice violent (12).

La pulsation des veines synchroniques avec la respiration (13).

L'évanouissement et la manière de le faire cesser en plaçant la tête plus bas que le corps posé horizontalement (14).

L'effet d'une ouverture d'une veine loin du cœur (15).

L'effet d'un vide placé sur cette ouverture (15).

La circulation dans la tête (18).

L'engorgement des jugulaires pendant l'expiration (19, 20).

La pulsation jugulaire correspondante avec celles des artères (20).

L'élévation et la dépression de l'encéphale chez les enfans avant la clôture des fontanelles (21).

DAVID BARRY.

APPENDIX.

EXPÉRIENCES FAITES A LA FACULTÉ DE MÉDECINE

PAR M. LE Dr BARRY.

N. B. Les rapports indiqués supposent l'animal debout,
dans une position naturelle.

Première expérience.

LE 14 juin, en présence de MM. Laennec,
professeur à la Faculté ; Breschet, chef des tra-
vaux anatomiques ; Billery de Grenoble, Bennet,
chirurgien du collège de Londres, et de plusieurs
élèves, M. Barry a répété l'expérience suivante,
déjà consignée dans le mémoire qu'il a eu l'honneur de lire à l'Académie des sciences dans la
séance du 8 de ce mois.

La jugulaire interne fut mise à découvert sur
un chien de petite taille. Une incision ayant été
pratiquée aux parois de cette veine, une sonde
de gomme élastique fut introduite dans sa cavité,
et dirigée vers le cœur. Au bout extérieur de
cette sonde était fixé un robinet, dans l'autre
extrémité duquel on introduisit un tube de verre

coudé à angle droit et en partie contourné en spirale.

L'appareil ainsi disposé, le tube de verre fut mis en communication avec un vase rempli d'une teinture d'indigo ; puis le robinet ayant été ouvert, on vit qu'à chaque dilatation inspiratoire du thorax, le liquide bleu passait dans la cavité du tube, et s'y élevait à une hauteur d'autant plus considérable que l'inspiration était plus prononcée. Dans l'expiration, le liquide restait en place, ou rétrogradait un peu vers le vase. A la fin de l'expérience seulement, le sang veineux refluait quelquefois vers le tube lorsque l'animal expirait.

Deuxième expérience.

La même expérience fut répétée sur un cheval, le 10 juin, devant MM. Laennec, Cruveilhier, professeur d'anatomie à l'École de médecine ; Breschet, Bogros, prosecteur de la même faculté ; Bennet, et de beaucoup d'élèves. Les résultats furent les mêmes, à cette différence près, que pendant l'expiration on n'observa aucune régurgitation du sang veineux dans le tube. Pendant l'inspiration, le liquide affluait en abondance vers le cœur, et bientôt il n'en resta plus dans le vase, qu'on fut obligé de remplir une seconde fois.

La coïncidence entre les mouvemens inspiratoires et l'ascension du liquide était si prononcée, qu'en comptant les premiers, on indiquait
la seconde, et réciproquement.

Troisième expérience.

Le même cheval étant couché sur le dos, l'extrémité abdominale de l'appendice xiphoïde fut
mise à découvert; alors M. Barry la souleva de
la main gauche, tandis que la droite poussait
vers le cœur l'extrémité d'un tube d'acier coupée
obliquement en bec de plume. Par cette manœu-
vre, l'instrument, après avoir longé la face interne du cartilage, et traversé la marge inférieure
du diaphragme, parvint, sans ouvrir le péritoine,
dans l'angle inférieur et postérieur du péricarde.
A l'autre extrémité du tube était fixée une bouteille de caoutchouc remplie d'un mélange demi-
concret d'axonge et de cire. Cette bouteille était
percée dans son fond d'une ouverture par laquelle on fit arriver à travers la composition dont
elle était remplie, jusque dans l'intérieur du
tube qui la terminait, une sonde flexible d'une
grandeur moyenne. Un mécanisme très-simple,
mais trop minutieux à décrire ici, permettait à
l'extrémité de cette sonde de traverser la poire
sans que l'orifice interne en fût bouché par la
matière que contenait celle-ci.

Ces préparatifs terminés, il devint facile d'é-
tablir par l'intermédiaire de la sonde une communication entre la cavité du péricarde et un
vase rempli d'une liqueur colorée en bleu. Alors
il fut sensible pour tous les yeux qu'à chaque
mouvement d'inspiration la liqueur s'élevait dans
le tube, qu'elle redescendait dans l'expiration,
et que ces mouvemens étaient pour la vitesse et
pour l'étendue précisément en raison directe de
ceux du thorax ; de telle sorte que, quand la
respiration était profonde, le liquide s'élevait
très-haut, et pénétrait même dans le péricarde,
tandis qu'il semblait agité d'oscillations courtes
et rapides quand les mouvemens de la poitrine
étaient faibles, mais rapprochés (1).

Signé : Eug. LEGALLOIS,
aide de clinique à la Charité.

(1) Le procès-verbal de ces expériences fut rédigé sous les yeux de
M. le professeur Laennec, par son élève, M. Legallois, jeune homme
de talent, et fils du célèbre physiologiste de ce nom.

Expériences sur l'ascension des fluides dans les veines et dans les cavités du péricarde, faites par M. le docteur Barry à l'École royale vétérinaire d'Alfort, en présence de M. Girard, directeur de ladite école.

M. Barry a répété ses expériences le 8 et le 15 juillet 1825.

Dans la séance du 8, il a commencé par démontrer l'ascension du fluide dans les veines; il a appliqué à cet effet la canule d'un instrument dans la jugulaire d'un cheval.

Pendant l'inspiration, le fluide montait plus fortement que dans le temps de l'expiration, et son ascension n'avait lieu souvent qu'avec la dilatation de la poitrine. Pendant le contre-temps qui marque l'intervalle de l'inspiration à l'expiration, le cours du fluide restait constamment suspendu.

Montre à la main, il a été constaté que l'ascension continuée du fluide pendant cinquante-six secondes a été de cent quatre-vingt-dix-huit grammes.

L'expérience des veines étant terminée, M. le docteur Barry a poussé un autre instrument dans le péricarde. L'ascension du fluide a commencé dès que l'on a ouvert le petit robinet de l'instrument. Le fluide montait pendant les deux mouvemens de la respiration, mais bien plus fortement dans les instans de la dilatation des poumons.

Cette expérience du péricarde a eu lieu sur plusieurs chevaux, et a été suivie plus particulièrement sur deux de ces sujets. L'ouverture de l'un de ces derniers a fait voir que la canule de l'instrument n'avait pénétré que dans le tissu cellulaire environnant le péricarde. Dans l'autre cheval, la canule se trouvait bien dans la cavité du péricarde, mais le cœur avait été fortement endommagé.

Une remarque particulière, c'est qu'après la mort de l'animal, l'ascension du fluide a continué d'avoir lieu pendant quelque temps et sans nulle interruption.

Dans la séance de ce jour, 15 juillet, M. Barry s'est borné aux expériences sur le péricarde, qu'il a répétées successivement sur trois chevaux. L'expérience tentée sur le premier de ces animaux a présenté absolument les mêmes observations que celles faites sur la veine jugulaire dans la séance du 8 juillet. L'ascension du fluide coloré en bleu, d'abord très-forte, et continuée pendant les deux mouvemens de la respiration, cessait à chaque intervalle de l'inspiration à l'expiration, et était toujours plus forte pendant l'inspiration. Quelques momens avant la mort, l'ascension du fluide n'était bien marquée que pendant la dilatation de la poitrine, et restait presque entièrement suspendue à chaque temps d'expiration. À l'ouverture de ce premier sujet, on a trouvé la canule de l'instrument prolongée dans le péricarde; mais le cœur se trouvait percé vers sa pointe. Cette dernière lésion nous a paru être postérieure à l'admission de la canule dans la poche, et avait été occasionnée par les mouvemens désordonnés du cœur, qui s'est déchiré en frappant sur la pointe du tube métallique.

La même expérience, renouvelée sur un second cheval, a démontré que l'ascension du fluide se faisait à peu près dans les mêmes rapports. À l'autopsie cadavérique, il a été constaté que la canule de l'instrument n'était pas parvenue dans le sac du péricarde, et qu'elle n'avait pénétré que dans le tissu environnant.

Un troisième cheval soumis au même essai a fourni des résultats plus marqués et plus décisifs; l'ascension du fluide, toujours plus forte et plus sensible dans l'inspiration, restait le plus souvent suspendue pendant le temps de l'expiration. L'autopsie cadavérique de ce dernier cheval a fait voir que la canule de l'instrument se prolongeait dans la cavité du péricarde, qu'elle traversait superficiellement la substance du cœur, et ressortait par le bout. Il a été bien constaté que cette canule passait dans la substance du septum ventriculaire, sans néanmoins pénétrer dans aucun des ventricules (1). Le fluide renfermé dans le même sac était le même que celui introduit du dehors ; ce qui a été parfaitement reconnu et vérifié.

Certifié exacts les faits ci-dessus relatés.

A l'École royale vétérinaire d'Alfort, ce 15 juillet 1825.

Le directeur de l'École,

Signé : GIRARD.

---

(1) Le fluide introduit du dehors était une solution de carbonate d'ammoniaque colorée en bleu foncé. Le fluide trouvé dans le sac du péricarde présentait la même couleur, et donnait avec l'acide sulfurique une effervescence considérable. Il n'y avait point d'hémorrhagie dans la cavité du péricarde. (*Note de l'auteur.*)

INSTITUT DE FRANCE.

ACADÉMIE ROYALE DES SCIENCES.

Le secrétaire perpétuel de l'Académie pour les sciences naturelles certifie que ce qui suit est extrait du procès-verbal de la séance du lundi 29 août 1825.

La circulation dans les animaux à vertèbres est l'une des parties de la physiologie sur laquelle nous avons acquis le plus de connaissances positives. Ces notions exactes ne datent cependant que du commencement du xvi° siècle, époque à laquelle Harvey démontra le véritable mécanisme qui met en mouvement et qui favorise le transport continuel du sang. On sait que les canaux qui partent du cœur, et par lesquels le sang est poussé, dirigé vers toutes les parties du corps, sont les *artères ;* et que ceux qui conduisent le sang, le chyle ou la lymphe au cœur, ont reçu le nom de *veines ;* enfin que le cœur, ou l'organe qui détermine jusqu'à un certain point, le mode de circulation, varie par sa position, par sa structure, suivant beaucoup de circonstances qu'on est parvenu à apprécier, quoique le véritable mécanisme par lequel son action s'exécute reste à peu près le même.

La direction suivant laquelle le sang veineux est constamment entraîné vers le cœur avait été reconnue par Michel Servet plus de cinquante ans avant les expériences positives qui firent découvrir à Harvey le véritable mécanisme de la circulation. Cependant, depuis cette importante et mémorable découverte, il s'est élevé un grand nombre de discussions sur les véritables causes de la progression du sang dans les veines.

Sans présenter ici une histoire chronologique des diverses opinions émises à ce sujet, il est important pour la question que nous allons avoir à examiner, de rapporter brièvement les principales. Nous mettons au premier rang l'action impulsive du cœur et des artères qui se continuerait par la pression qu'elle est censée exercer sur les radicales des veines, avec lesquelles les artères s'abouchent dans leur transmission. Telle était l'idée de Harvey. Suivant Bichat, la puissance absorbante du système capillaire veineux suffirait pour faire commencer d'abord, et continuer ensuite, cette progression à l'aide de l'action des parois des veines elles-mêmes. Enfin, suivant l'opinion de divers auteurs, un grand nombre de causes accessoires faciliteraient cette

action des veines ; telles sont : le mouvement des
gros troncs artériels, placés le plus souvent entre
deux veines, la pression exercée à l'extérieur
et au-dedans de tous les organes, par la peau,
par les muscles, par les viscères qui s'affaissent
alternativement après avoir été distendus. Mais
c'est surtout l'action de la respiration dont la
coïncidence a été observée d'une manière très-
évidente, comme correspondante au retour mécanique du sang par les veines. Pour expliquer
cet effet, les uns ont supposé que le sang était
appelé avec d'autant plus de vitesse, que les
poumons étaient plus vides (RUDIGES), ou
qu'une inspiration plus forte et plus rapide permettait au sang un cours plus libre dans les
poumons (SAULORINI). Haller (tome 2 de sa
Physiologie, page 333) cite un grand nombre
d'expériences qu'il a répétées sur les animaux
vivans, d'après celles de Valsalva et de Morgagni,
par lesquelles il a reconnu qu'en mettant à nu
les grosses veines, telles que les caves supérieures
et inférieures, les jugulaires, les sous-clavières,
c'était au moment où l'animal faisait une forte
inspiration que le sang veineux parvenait au
cœur ; que, dans cet instant, toutes ces veines
se désemplissaient, pâlissaient, et s'aplatissaient,
se vidaient du sang qu'elles contenaient ; que,
dans l'expiration qui suivait immédiatement,

les mêmes veines se gonflaient, devenaient bleues, cylindriques ; et que, plus les deux temps de la respiration étaient marqués, plus ces phéno- mènes devenaient apparens.

Morgagni avait même dit (de *causis et sedibus morborum*, lib 19, art. 33 et 34), qu'en consi- dérant attentivement la veine jugulaire mise à découvert sur un chien vivant, et en appuyant la main sur l'abdomen de l'animal, il avait évi- demment reconnu que, toutes les fois que, par l'acte de l'inspiration, le ventre s'élevait, dans le même moment la veine s'affaissait pour se re- gonfler aussitôt que, par l'acte de l'expiration, les parois de l'abdomen retombaient sur elles- mêmes.

Depuis, un grand nombre d'auteurs, en par- ticulier notre habile confrère M. MAGENDIE (*Phy- siologie*, 2ᵉ édition, page 418), ont vérifié ces circonstances, et ont apporté en preuve de cette concordance de l'inspiration avec l'accélération du mouvement dans les gros troncs veineux, des expériences nouvelles et ingénieuses qui ont confirmé la réalité constante de ce phénomène, mais en la regardant comme un moyen acces- soire qui facilite l'abord du sang veineux.

Enfin, quoique la plupart des physiologistes aient attribué uniquement au vide qui s'opère dans le cœur la progression du sang veineux dans cet organe, Bichat (*Anatomie générale*, tome 1, page 429) a dit avec raison que ce mouvement éprouvé par le sang dans les veines exigeait encore beaucoup de recherches ; car, ajoute-t-il, malgré tout ce qu'ont écrit les auteurs sur cette question, elle offre une obscurité où on n'entrevoit encore que quelques traits de lumière.

Nous avons cru devoir entrer dans ces détails pour mettre l'Académie dans le cas de juger le mémoire pour l'examen duquel M. le Baron Cuvier et moi avons l'honneur d'être désignés commissaires.

Dans ce travail, M. le docteur Barry expose ses idées particulières sur le mouvement du sang dans les veines ; il décrit avec beaucoup de détails les procédés qu'il a imaginés, nous pouvons le dire, avec sagacité ; qu'il a exécutés très-adroitement sur les animaux, et qu'il a répétés avec la plus grande complaisance et à plusieurs reprises sous les yeux de vos commissaires.

Son mémoire présente trois objets de recherches principaux.

1° De déterminer par des expériences positives quelle est la puissance qui force le sang veineux de se diriger des plus petites ramifications où il est puisé jusqu'au cœur, où il aboutit.

2° D'apprécier et de comparer la vitesse avec

laquelle le sang se meut dans les veines et dans les artères.

3° D'établir que l'abord continuel du sang veineux ne peut être assigné *uniquement* aux causes auxquelles il a été attribué jusqu'à présent.

Sous le premier point de vue, en étudiant le phénomène de la circulation veineuse, M. Barry a été conduit à reconnaître que, par l'acte de l'inspiration, il se fait un vide dans la cavité de la poitrine, laquelle tend à se dilater, et que tout le liquide en communication avec l'intérieur du thorax devait y être attiré comme forcé par la pression atmosphérique. Tous les faits connus trouvent, il faut l'avouer, leur explication dans cet effet physique ; tels sont en particulier le gonflement des veines jugulaires dans l'expiration, et leur affaissement dans le mouvement inverse ; la cessation de certaines hémorrhagies par des inspirations forcées ; l'absorption de l'air par les veines et les accidens qui en ont été la suite lors de l'ouverture ou de la section de quelques-uns de ces grands canaux voisins du cœur.

L'auteur ne s'est pas contenté de rapprocher ces faits, qui viennent à l'appui de son opinion, il a voulu la corroborer par des expériences directes, dont voici les principales.

Ayant ajusté sur l'une des grosses veines, comme sur la jugulaire d'un animal vivant, le bout d'un tube de verre garni d'un robinet, et ayant placé l'autre extrémité libre de ce tube dans une liqueur colorée, il a reconnu, après avoir ouvert le robinet, que, toutes les fois que l'animal faisait une forte inspiration, le liquide était vivement absorbé, et que dans l'expiration, au contraire, il restait stationnaire, s'il ne refluait pas.

Nous pouvons annoncer de suite que le même phénomène se reproduisait toutes les fois que l'expérimentateur avait introduit le même tube disposé très-artistement dans une des cavités du thorax, et même du péricarde.

Afin de rendre ce mouvement du liquide absorbé par le tube plus sensible à la vue, M. Barry s'est servi de canaux contournés en spirale, afin que, l'espace à parcourir étant plus long, le mouvement devînt plus évident; et, pour rendre leur ascension plus distincte, il a mêlé ou introduit dans les liquides colorés quelques gouttes d'huile ou des bulles d'air, qui servaient à faire mieux distinguer leur progression.

Dans toutes ces expériences, exécutées avec la plus grande adresse et avec des précautions bien satisfaisantes contre toutes les objections qu'on pourrait leur opposer, l'auteur du mémoire, dont nous désirons faire connaître les conséquences, s'est assuré que le mouvement aspirateur de la grosse veine était coïncident avec l'instant où l'animal tendait à opérer le vide dans la poitrine; que le sang noir ne traverse les veines que pendant l'acte et le temps de l'inspiration, et que ce mouvement veineux est toujours placé sous l'influence de l'action et de la pression atmosphérique.

M. Barry est tellement convaincu de cette action de l'atmosphère sur l'absorption veineuse, qu'il regarde comme un moyen assuré d'empêcher l'absorption d'une matière vénéneuse, l'application d'une ventouse sur une plaie récemment empoisonnée, ou dans l'intérieur de laquelle on aurait introduit une substance délétère.

M. le docteur Barry attribue également à la pression atmosphérique l'action absorbante du système pulmonaire vénoso - artériel, ou de la petite circulation. Mais ici l'auteur offre plutôt des raisonnemens établis sur des dispositions anatomiques que sur des observations positives, et quelques faits d'anatomie comparée pourraient être objectés avec succès à cette opinion, que l'auteur n'a pas présentée avec des expériences aussi concluantes que celles dont il s'est appuyé pour démontrer l'action de la pression de l'atmosphère sur la grande circulation veineuse.

Quant à l'appréciation de la vitesse comparée du sang dans les deux ordres de vaisseaux qu'il parcourt, l'auteur l'a faite d'après l'idée que la pression de l'atmosphère est la principale puissance qui pousse le sang veineux dans le cœur pendant l'inspiration. Ce sang doit nécessairement se mouvoir avec une rapidité qui est à celle du sang artériel comme le temps employé à une respiration entière est à celui d'une seule et unique inspiration, et que la fréquence du pouls ne peut être prise comme la mesure de la vélocité du sang qui revient au cœur, puisque, dans la première hypothèse, ce serait la répétition du mouvement inspirateur qui réglerait cette vélocité. Cette partie du mémoire est entièrement fondée sur le raisonnement, et n'est pas appuyée de preuves et d'observations qui nous permettent de manifester une opinion sur ce sujet.

Enfin, quant à la dernière conséquence que l'auteur paraît devoir tirer de son mémoire, que l'abord du sang veineux au cœur ne peut être uniquement attribué aux causes indiquées jusqu'à présent, nous avouerons que cette idée de la pression de l'atmosphère comme cause principale n'a pas été primitivement reconnue par lui; plusieurs autres l'avaient indiqué, même avant le docteur Zugenbuhler, qui a cru devoir faire une réclamation à l'Académie, en lui envoyant une dissertation *de Motu sanguinis per venas*, publiée en 1815.

Mais l'auteur, tout en reconnaissant l'action très-évidente de la pression de l'atmosphère, regarde le cœur comme la cause première du vide qui s'opère dans le système, tandis que M. Barry attribue la dilatation du cœur lui-même et de ses oreillettes à la tendance au vide qui s'opère dans toute la cavité de la poitrine dans l'acte de l'inspiration, en démontrant cette action par des expériences positives, tandis que M. Zugenbuhler ne présente que des raisonnemens à l'appui de son opinion.

En terminant ce rapport sur le mémoire intéressant de M. Barry, dans lequel nous nous faisons un devoir de déclarer que les expériences décrites avec beaucoup de détails par l'auteur ont été faites et répétées plus de vingt fois sur des chiens, sur des brebis, sur des chevaux; qu'elles ont constamment réussi toutes les fois qu'il a pu exécuter, comme il le désirait, les procédés ingénieux qu'il a imaginés dans ce but, et que ces recherches expérimentales ont eu lieu sous nos yeux à la Faculté de médecine, au Jardin du Roi, à l'école d'Alfort, devant M. Girard, et aux abattoirs de Mont-faucon.

Vos commissaires jugent ces recherches faites dans un très-bon esprit et très-propres à éclairer l'histoire physiologique de la circulation veineuse dans les mammifères. Sous ce rapport,

6

ils ont l'honneur de proposer à l'Académie d'inviter l'auteur à poursuivre ses recherches sur les causes de l'absorption, recherches qui peuvent offrir un grand intérêt et des applications très-utiles à l'économie animale; de décider que le mémoire de M. Barry sera inséré parmi ceux des savans étrangers. Cependant ils ne doivent pas laisser ignorer que, dans leur opinion particulière, l'acte de l'inspiration qui peut produire le vide, et par suite l'appel du sang veineux dans la cavité du thorax chez les animaux à poumons, tels que les mammifères et les oiseaux, ne suffit pas pour expliquer le mouvement du sang dans les veines chez quelques reptiles et chez les poissons, qui ont un autre mode de respiration, la même coïncidence d'action ne pouvant se trouver entre l'inspiration qui s'opère chez ces animaux par une véritable déglutition et l'abord du sang veineux dans la cavité de leur cœur.

Signé : le baron CUVIER ; DUMÉRIL, rapporteur.

L'Académie adopte les conclusions du rapport.

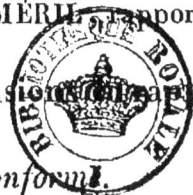

Certifié conforme.

Le Secrétaire perpétuel, Conseiller-d'État, Commandeur de l'ordre royal de la Légion-d'Honneur,

Signé : Baron CUVIER.

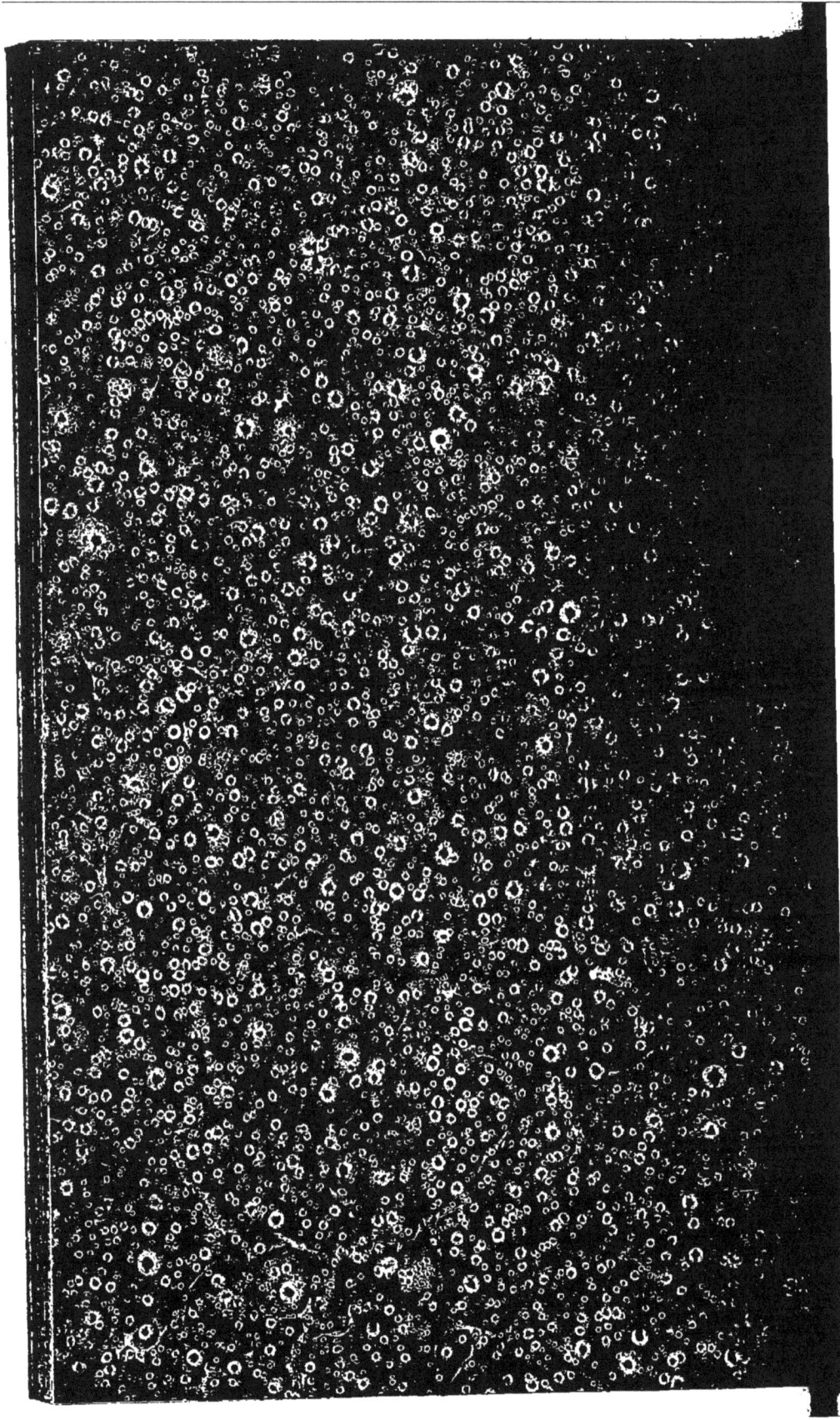

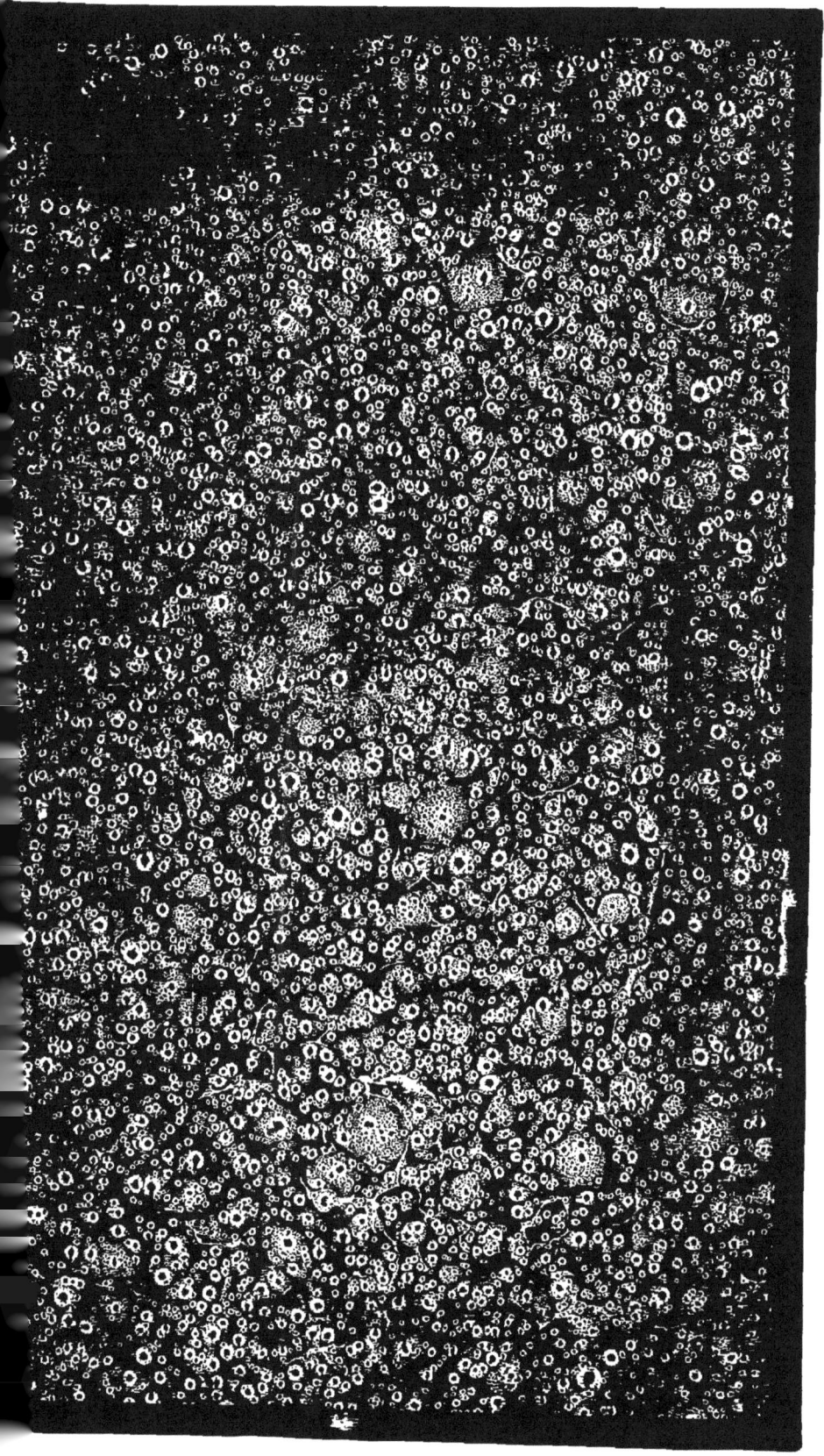